PAOLA BETTAZZI

BENESSERE 360

Come Ritrovare Il Benessere Fisico e Mentale Attraverso L'Integrazione Nutrizionale

Titolo

"BENESSERE 360"

Autore

Paola Bettazzi

Editore

Bruno Editore

Sito internet

http://www.brunoeditore.it

Sommario

Voglio dedicare questo libro ai miei genitori che mi hanno educato e tramandato i valori più preziosi sui quali ho costruito la mia vita. Alla mamma Ilaria che mi ha insegnato cosa vuol dire amare i propri figli e crescerli nel rispetto dei valori della famiglia e dell'amore e soprattutto saperli accettare per come sono, e a mio babbo Paolo che mi ha lasciato la sua forza, la sua disciplina e la sua gioia di vivere.

Introduzione

Se pensiamo che ognuno di noi rappresenta un'infinitesima parte di tutto ciò che è vita nell'Universo, è nostro dovere vivere nel miglior modo possibile proprio come hai fatto tu caro babbo, che hai lasciato il tuo segno nella mia vita e che mi hai insegnato quanto sia importante godersi questo bellissimo momento della nostra esistenza.

Mi hai sempre detto che la cosa importante non è quanto vivere ma come vivere cercando di trovare il proprio "star bene", non inteso solo come un benessere economico, ma benessere fisico, psichico ed emozionale, che deriva dal piacere di fare ciò che ognuno di noi ama di più. Mi hai insegnato ad amare il bello e ad apprezzare tutto ciò che ci circonda.

Tu hai vissuto fino a 80 anni in piena salute fisica e psichica grazie al tuo stile di vita. Lo sport è sempre stato la tua forza, ti ha portato soddisfazione divertimento e soprattutto rigore e disciplina sia nella vita che nel lavoro. Te ne sei andato così, in pochi giorni, con il tuo fisico longilineo, il tuo portamento e il tuo sguardo sempre puntato in avanti ed hai affrontato la morte così come hai affrontato la vita, con grande signorilità.

Quanto impegno hai messo insieme alla mamma nel crescere me e i miei fratelli – ma credimi ne è valsa la pena e soprattutto te ne sono grata. Tu per me sei sempre stato un esempio: il tuo animo buono e il tuo rigore, la tua disciplina, il tuo impegno nel lavoro e nella nostra educazione sono state per me di grande ispirazione.

Io la più piccola di tre figli, femmina e nata dopo 7 anni dal secondo maschio: potete immaginare quanto ero desiderata e quanto sono stata coccolata da tutti. Oltretutto bionda e con gli occhi verdi, proprio come il babbo.

Ricordo con estrema gioia la mia infanzia insieme ai miei genitori e ai miei fratelli. Ogni sabato e domenica erano sacri, sempre in giro per campi da tennis o da calcio per seguire i miei fratelli nelle loro attività sportive di squadra.

Li ricordo come momenti divertenti, di grande competizione ma anche di grande socializzazione insieme alle altre famiglie. Tutti mi conoscevano, ero la più piccola e la domanda più frequente era: ma tu che sport farai da grande?

Il babbo rispondeva per me, dicendo che avrei dovuto decidere io e che forse ancora ero troppo piccola. In realtà lui mi proteggeva, pensava che forse non avrei mai potuto fare gli sport dei miei fratelli, così di fatica e agonistici, perché ero una femmina. Beh, volete sapere quale è stato il mio primo sport? È stata la ginnastica ritmica. Niente male per cominciare.

Allenamenti durissimi 4/5 volte alla settimana, per due ore e mezzo al giorno, dopo 6 ore di scuola. Il risultato è stato che dopo due anni di agonistica ho smesso, è stata un'esperienza che ancora ricordo molto bene e che mi ha insegnato a ottimizzare il mio tempo libero per studiare ed essere sempre preparata. Non è stato facile ma ci sono riuscita, solo che a un certo punto sono cresciuta e le priorità sono diventate altre.

A 14 anni dopo un periodo di pausa dallo sport ho cominciato con la danza moderna. Dovevo fare qualcosa, nella mia famiglia non era contemplato stare senza sport.

"Cosa vuoi stare a bighellonare per le strade? E poi ti fa bene al fisico altrimenti metti su il sedere". Questo mi diceva scherzando il babbo; io mi arrabbiavo ma sapevo che in fondo lo faceva per il mio bene. La danza mi piaceva e tra l'altro l'insegnante era molto bravo, faceva il coreografo e ci portava sempre a fare spettacoli in giro per i teatri di Prato. È stato un bel periodo dove ho conosciuto tanti amici che ancora adesso vedo.

Durante l'estate non mancavano le lezioni di tennis, chiaramente al circolo dove eravamo soci, perché come diceva il babbo: è meglio saper far tutto nella vita, prima o poi ti serve. E non aveva tutti i torti, ancora oggi è uno sport che mi diverte molto e gli dedico qualche ora alla settimana.

A 18 anni mi sono diplomata in ragioneria e, come da copione per tutte le famiglie pratesi, c'era il lavoro già pronto nella ditta del babbo. Mio babbo, imprenditore tessile, aveva una ditta di coperte e in quel periodo storico, anni '80, Prato era una città ricca perché il tessile funzionava davvero bene. Devo dirvi la verità: non era quello che mi piaceva fare, i miei fratelli erano già posizionati nell'azienda ma io avrei voluto continuare a studiare.

Volevo fare l'Università e studiare per diventare farmacista. Non mi chiedete il motivo, perché sinceramente non ve lo so dire nemmeno io, ho seguito solo il mio istinto. Mi piaceva tutto ciò che riguardava la cura della persona – pensate: inizialmente volevo fare scienze motorie perché riguardava lo sport, poi invece mi sono orientata su farmacia.

Così è stato, ho studiato all'Università di Bologna. È stato un periodo bellissimo ma tanto impegnativo perché l'ho vissuto con estrema serietà, mi piaceva studiare quelle materie e volevo finire il prima possibile per poter lavorare come farmacista o magari in futuro poter avere una farmacia tutta mia. Ero già fidanzata da qualche anno con il mio attuale marito, e la mia voglia di finire gli studi era anche dovuta al fatto che volevamo sposarci e avere figli.

All'età di 25 anni ero già sposata e laureata e avevo già superato l'esame di Stato. Quando sei innamorato la tua vita può subire dei cambiamenti. Il nostro desiderio era avere una famiglia, e sicuramente come donna ho dovuto fare una scelta: se cominciare la mia carriera o fare la mamma.

A 26 anni è nata la mia prima figlia Chiara, e tutti i miei progetti sono stati rimandati. All'età di 33 anni avevo già 4 figli, dopo Chiara sono arrivati Luigi, Aurora e Tommaso Carlo e la mia vita era piena solo di loro. In quel momento ho capito che tutti i miei progetti lavorativi sarebbero stati rimandati in anni successivi.

Tra un figlio e l'altro ho fatto corsi di omeopatia e fitoterapia per tenermi aggiornata sul mio lavoro, perché ho sempre pensato che prima o poi mi sarebbe servito. Mi sono divertita a utilizzare i rimedi omeopatici su di me e sulla mia famiglia: proprio perché sono una farmacista so che l'uso sconsiderato dei medicinali tradizionali, senza un motivo importante, può portare tossicità e squilibrio nell'organismo umano.

Insomma, sono una di quelle che per prendere una tachipirina deve avere la febbre a 40, e lo stesso ho cercato di insegnare ai miei figli. L'Omeopatia mi ha aiutato in molti casi di febbre per i miei bambini, oppure mal di gola o mal di testa. Ho sempre cercato di evitare l'abuso degli antibiotici sui miei figli, limitandolo solo a quando ce ne era effettivo bisogno.

Anche la nutrizione è sempre stata una mia passione, ho sempre cercato di mangiare nel modo corretto e di educare i miei figli a una alimentazione sana, limitando loro l'uso di merendine o bibite gassate. Specialmente dopo il quarto figlio ho ripreso a fare sport per ritornare in forma e ho cercato di alimentarmi meglio, in modo da perdere peso senza perdere la mia massa muscolare.

In quel periodo mio padre correva le maratone e anche mio marito si era fatto convincere, ne aveva già fatte un paio compresa quella di New York, e allora anch'io per non essere da meno – oppure per stargli accanto, non lo so di preciso – ho deciso di iniziare con il podismo. Devo dirvi la verità: correre fino a quel momento non mi piaceva per niente, era proprio uno sport che non mi diceva niente.

Inizialmente l'ho fatto per perdere peso, ma poi mi ci sono appassionata e mi sono resa conto che mi dava molta soddisfazione. Da quel momento in poi la passione per lo sport di resistenza mi è entrata nel sangue. Non avrei mai creduto nella mia vita di concludere 3 maratone, ma soprattutto di avere dentro di me tanta resistenza e tanta voglia di mettermi alla prova.

Tutto questo è stato per me un'iniezione di grande autostima e fiducia in me stessa. Tanto è che dopo qualche anno, tramite alcuni amici, sono entrata a fare parte di una squadra di triathlon della mia città chiamata Atomica Triathlon.

Non voglio star qui a elencarvi tutte le mie gare sportive, ma sicuramente in questo libro ve ne racconterò alcune e vi svelerò quale è stato il segreto che mi ha permesso di conciliare la famiglia, il lavoro e la passione per lo sport.

Capitolo 1:
Come predisporsi al benessere

Il benessere, lo dice la parola stessa, significa "stare bene" ed è uno stato che coinvolge tutti gli aspetti dell'essere umano, e caratterizza la qualità della vita di ogni singola persona all'interno di una società. Il benessere dell'uomo quindi è una condizione dinamica di equilibrio fisico, psichico e sociale che ogni essere vivente nessuno escluso dovrebbe tendere a raggiungere.

Quello che vorrei raccontare in questo mio libro è la mia esperienza. O meglio, quali sono stati i passi che mi hanno permesso di raggiungere questo equilibrio durante la mia vita. La predisposizione personale è il primo aspetto che dobbiamo prendere in considerazione. Quindi l'ambiente in cui sei cresciuto, che tipo di educazione hai avuto influiscono molto sulla tua persona.

Sicuramente il fatto di appartenere a una famiglia di sportivi e di aver studiato come farmacista mi ha aiutato a conoscere le dinamiche della salute e del benessere, ma soprattutto mi ha predisposto mentalmente a fare scelte più salutari nella mia vita. È anche vero però che ognuno di noi proviene da trascorsi diversi e quindi molto spesso deve "disporsi al benessere", cioè predisporre la propria mente a un cambiamento positivo sotto la spinta di un proprio obiettivo. Per fare questo è chiaro che ognuno di noi dovrebbe trovare una motivazione.

Mi riferisco chiaramente a quelle persone che in questo momento vorrebbero fare scelte diverse per migliorare il loro aspetto fisico, sognano di fare sport anche se non ne hanno mai fatto prima nella loro vita, oppure sognano di raggiungere il proprio benessere psichico e sociale, magari vogliono cambiare la loro vita, trovare un lavoro diverso, migliorare la propria posizione sociale.

La vita di ciascuno di noi è influenzata da tanti fattori esterni che sono l'ambiente in cui viviamo, la famiglia, gli amici, ma non c'è potere più grande dei sogni che possa influenzare la nostra vita. I sogni sono la proiezione della vita che vogliamo condurre e quindi liberano una forza creativa in grado di superare tutti gli ostacoli che impediscono il raggiungimento dei nostri obiettivi. Ma non basta sognare per realizzare i propri sogni: è necessario chiarire bene il proprio perché. Quando all'età di 33 anni hai già 4 figli piccoli sicuramente hai già un tuo perché, hai una responsabilità molto grande verso di loro, ma quello che si rischia è non essere più capace di gestire la propria di vita, come si vorrebbe.

Fare la mamma a tempo pieno mi aveva portato ad annientarmi completamente. Capite bene: quando è nato l'ultimo figlio la più grande aveva appena 7 anni e tutti gli altri a seguire, quindi ero completamente persa dietro di loro, tra casa, scuola e pannolini. Il sogno di fare il mio lavoro di farmacista ormai lo vedevo sfumare in lontananza.

Per non parlare del conseguente aumento di peso dopo la gravidanza. La trasformazione del mio corpo non mi faceva stare bene, ho sempre avuto un corpo longilineo e non potevo vedermi in quel modo. Ogni volta che indossavo un vestito e mi guardavo allo specchio era terribile perché mi vedevo più tonda e le mie forme non erano più quelle di prima.

Appena ho smesso di allattare Tommaso, l'ultimo mio figlio, ho capito che era il momento di ritrovare me stessa come donna, e il fatto di poter dedicare un po' di tempo allo sport ha fatto la differenza. Ho iniziato con la corsa per perdere peso, poi mi ci sono appassionata. Mio marito già da qualche anno si era dedicato al triathlon e allora mi sono detta: perché non provarci anch'io?

All'inizio non è stato facile, in testa pensi di non potercela fare, dovevo riuscire a conciliare il tempo da dedicare ai miei figli, la casa, la famiglia, con il tempo per allenarmi. Il triathlon poi, per chi non lo conoscesse, è fatto da tre discipline – nuoto, bici e corsa – e conciliare tutti gli allenamenti non è cosa facile. Ma quando sei determinata a raggiungere un obiettivo, il tempo per farlo lo trovi.

Per molte persone la gestione del tempo risulta essere un problema, ma credo che il motivo principale sia dovuto al fatto che non hanno obiettivi ben chiari. In base alla mia esperienza posso confermare che è necessario avere obiettivi sempre nuovi perché solo così la tua vita diventa stimolante e in continua evoluzione, e sicuramente impari anche a gestire il tuo tempo.

Inoltre l'esperienza che vivi per il raggiungimento degli obiettivi ti aiuta a sviluppare la forza di volontà e il coraggio e quando l'obiettivo è raggiunto senti un grande senso di appagamento e autostima. L'unico momento in cui potevo allenarmi era sicuramente la mattina prima di portare i miei figli a scuola.

La mia fortuna è stata che mi è sempre piaciuto alzarmi presto la mattina, o meglio mi è sempre stato insegnato così dai miei genitori; quando ero ragazza non mi facevano dormire oltre le 9, nemmeno la domenica, perché "il mattino ha l'oro in bocca" diceva mio babbo. Anche quando facevo tardi alla sera con gli amici non esisteva che io il giorno dopo mi potessi svegliare a mezzogiorno, era un disonore, mia mamma entrava in camera e cominciava ad aprire le finestre.

Questa abitudine sicuramente si è trasformata per me in una grande forza. Quando hai una motivazione sicuramente fare certe azioni ti pesa meno e quando poi ti metti in testa di voler fare per la seconda volta una maratona, cercando anche di migliorare il tuo tempo, tutto diventa più interessante e non vedi l'ora di raggiungere l'obiettivo. Qui entra in gioco la disciplina che è un aspetto da sviluppare perché è la chiave per realizzare i propri sogni.

La disciplina fa da ponte fra il pensiero e il compimento, e sta alla base di ogni successo. Quando mi allenavo per la maratona di Firenze – si parla del 2009 circa, dieci anni fa – avevo ancora i figli piccoli, la mattina alle 6.30 mi alzavo e andavo a correre almeno 4/5 volte alla settimana.

Avevo un programma di allenamento per 3 mesi da seguire che mi aveva fatto un'amica personal trainer, perché mentre l'anno precedente avevo concluso la maratona in 3h e 45, questa volta volevo farcela sotto le 3h e 30. L'obiettivo era abbastanza ambizioso ma son sempre stata determinata e mi ero promessa che ce l'avrei fatta.

Dopo l'allenamento portavo i miei figli a scuola e mi dedicavo alla casa e alla famiglia. Sull'ora di pranzo almeno due volte a settimana andavo ad allenarmi in piscina perché questo mi aiutava per la resistenza, ma soprattutto mi permetteva di allenare quella parte della muscolatura che con la corsa non riuscivo a fare. Il sabato e la domenica potevo dedicare più tempo all'allenamento e allora cercavo di fare corse più lunghe per testare la resistenza. Spesso correvo con mio marito, e questo sicuramente ci permetteva di trascorrere anche del tempo insieme. Penso che condividere la stessa passione sia stato un punto forte del nostro matrimonio, oltre ai nostri bellissimi 4 figli.

Come ogni sportivo che si rispetti anche io davo molta importanza al riposo notturno. Al mattino mi alzavo decisamente presto, ma alla sera crollavo insieme ai miei figli. Con la scusa di mettere a letto il più piccolo mi addormentavo prima io di lui. Ma, a parte gli scherzi, dormire una media di 8 ore per notte mi aiutava a recuperare molto bene dalle fatiche del giorno.

La cosa che più stimola ad allenarti è sicuramente l'obiettivo, ma anche il condividerlo con altre persone che hanno la tua stessa passione. Trovare un gruppo di amici che corre insieme a te è determinante, perché non sempre hai molta voglia di allenarti. L'energia che deriva dal perseguire uno stesso obiettivo ti aiuta anche quando sei stanco e vorresti riposarti e saltare l'allenamento.

La mia amica Alessia è stata di grande aiuto durante questa preparazione. Siamo amiche da quando eravamo bambine e abbiamo condiviso molte cose insieme, compreso l'amore per lo sport. Anche lei con 3 figli e molto più tenace di me, io la definisco una vera guerriera. Sempre alla ricerca dei propri limiti ha concluso due Ironman, 100 km sul Monte Bianco e molte altre gare di resistenza.

Per me è sempre stata di grande ispirazione in questo perché, anche se io mi ritengo molto determinata, in realtà alcune volte prevale in me un po' di pigrizia che mi limita nel raggiungimento degli obiettivi. Una cosa è certa però: frequentare persone che ce l'hanno fatta aiuta tantissimo. Allenarmi con lei è stato veramente divertente, e anche se è stato duro e logorante allenarsi tutti i giorni, in compenso abbiamo fatto tantissime risate, che ogni tanto ci divertiamo a ricordare.

Tante volte mi sono visualizzata il giorno della maratona, avevo ben chiara l'immagine dell'arrivo quando avrei tagliato il traguardo e avrei guardato il timer per vedere il tempo impiegato, addirittura pensavo anche a come mi sarei vestita quel giorno, le scarpe che avrei indossato, i pantaloncini, la maglietta, ogni minimo particolare. Questa immagine era diventata il mio stimolo per andare avanti con i miei allenamenti specialmente in quei momenti in cui avevo un po' di sconforto. Quando quel giorno è arrivato ricordo che era una giornata splendida, nonostante fosse novembre. Mi sono alzata alle 6 del mattino, mi sono vestita proprio come avevo pensato, ho fatto la mia colazione ho preso gli integratori e sono partita per Firenze insieme ad Alessia e ad alcuni ragazzi della nostra squadra.

La conclusione è stata che ce l'ho fatta: ho concluso la maratona in 3h 28 min., e quando ho tagliato il traguardo mi sono resa conto che tutto era come me lo ero immaginato, anzi meglio.
Se ripenso a tutto ciò mi riempio di grande orgoglio, quello che si prova quando si raggiunge un obiettivo è indescrivibile. Il senso di soddisfazione ti invade e ti senti forte come un leone, pieno di energia, cammini due metri sopra la terra, quasi voli.

Questa esperienza mi ha sicuramente cambiata, mi ha permesso di maturare e ritrovare molta più sicurezza in me stessa. Sono diventata una donna più matura, più consapevole e questo mi ha aiutato nel rapporto con i miei figli e con mio marito. Quando sei entusiasta di te stessa, e soprattutto sicura di quello che fai e che vuoi dalla vita, anche le persone intorno a te se ne accorgono e si instaurano empatia e rispetto migliori.

Da quel risultato sportivo in poi ne sono venuti altri, io e la mia amica Alessia abbiamo fatto gare di triathlon insieme, sprint, olimpici e addirittura siamo arrivate insieme sul podio nei campionati toscani a Pisa.

Perché vi ho raccontato tutto questo? Vorrei farvi capire che il benessere non è altro che imparare a stare bene con sé stessi e di conseguenza anche con gli altri. Se sei in pace con te stessa e la tua vita è in linea con i tuoi obiettivi è molto più semplice raggiungerli. Ma anche se la tua vita in quel momento non te lo permette per tutta una serie di motivi, devi avere solo pazienza e fare in modo che tutto si allinei come vuoi tu. Quindi è necessario:

1. Avere un perché forte
2. Fissare un obiettivo finale
3. Fissare obiettivi a breve termine per poi poter arrivare all'obiettivo finale, quindi fare una strategia

4. Imparare a gestire il proprio tempo

5. Visualizzare l'obiettivo già realizzato nel futuro in tutti i suoi particolari

6. Predisporre la propria vita perché questi obiettivi si possano realizzare, avere disciplina. Fissare delle regole e rispettarle costantemente ogni giorno

7. Imparare dalle persone che già ce l'hanno fatta

8. Aprirsi al mondo e saper cogliere le occasioni della vita

Proprio grazie a questo risultato ho imparato a fare lo stesso nella vita. Sapete, la mia vita non è fatta solo di sport e cose belle. Con mio marito e la mia famiglia abbiamo affrontato momenti difficili: la perdita di persone care, importanti malattie, fallimenti lavorativi, insomma tante situazioni di cui ancora oggi paghiamo le conseguenze.

Però non mi sono mai scoraggiata. Ho sempre cercato di mettere in pratica ogni passo per raggiungere l'obiettivo, qualsiasi esso fosse, e soprattutto ho sempre tenuto vivo il desiderio di sognare. Questo per farvi capire che non bisogna mai mollare nella vita, proprio come quando si fa una maratona. Chi molla per primo non potrà mai vedere il traguardo e dire di avercela fatta.

Riepilogo del capitolo 1:

- Segreto n. 1: predisporsi al benessere significa cambiare le proprie abitudini di vita e il proprio modo di pensare.

- Segreto n. 2: avere un perché forte ti permette di motivarti per raggiungere l'obiettivo.

- Segreto n. 3: mettere in pratica le buone abitudini è un modo per riallinearsi con i buoni propositi.

- Segreto n. 4: imparare a gestire il proprio tempo vuol dire mettere in ordine le priorità.

- Segreto n.5: condividere con le persone che ce l'hanno fatta è il modo più semplice per imparare dagli altri.

Capitolo 2:

Come raggiungere un benessere a 360°

"Wellness" è la parola che racchiude il significato più ampio di benessere che non si rivolge solo al corpo ma anche alla mente e allo spirito. Questo è il concetto di benessere che io sostengo. Da quando ho letto la biografia di Nerio Alessandri, fondatore della Technogym, e divulgatore della parola "wellness", la mia convinzione sul sano stile di vita è diventata sempre più radicata.

Consiglio a tutti di leggerlo non solo per l'enorme ispirazione di vita che trasmette, ma anche per come spiega il concetto innovativo di benessere a 360°. Ognuno di noi non deve solo apparire fisicamente bello, ma deve "sentirsi bene" con sé stesso. Ecco da qui l'importanza di assumere un corretto stile di vita che comprende: esercizio fisico, una sana ed equilibrata alimentazione, e non di meno un costante nutrimento della mente e dello spirito.

Corretti stili di vita: nutrizione ed esercizio fisico

Il mondo della medicina e della salute sta cambiando, le popolazioni hanno ormai percepito che si devono cambiare stili di vita verso abitudini più naturali. La trasformazione sta avvenendo, anche se lentamente, si sta passando da un'era dove la vita del paziente era nelle mani del destino a un'era dove ognuno di noi può e deve prendere la salute nelle proprie mani.

In Italia si è sempre ritenuto che l'obesità fosse un problema degli americani, ma in realtà è un fenomeno diffuso anche da noi, soprattutto nei bambini. Sapevate che l'Italia è al secondo posto in Europa per l'obesità infantile? Ebbene sì, gli ultimi dati del 2015-2017 riscontrati dal COSI (Child Obesity Surveillance Initiative) hanno stimato che un bambino su 5 è obeso o ha problemi di sovrappeso e che l'obesità infantile si sviluppa a 5 anni di età.

Un bambino obeso è tendenzialmente un adulto malato: non occorre ricordare che i bambini obesi corrono maggiori rischi di riscontrare in età adulta problemi di ipertensione, colesterolo alto, diabete, malattie cardiovascolari e alcune forme di cancro. Se guardiamo certi dati c'è da avere paura. Ma la cosa più allarmante è che i genitori spesso tendono a sottostimare lo stato ponderale dei propri figli.

Ad esempio, secondo una stima nel 2016, tra le madri di bambini in sovrappeso od obesi, il 37% riteneva che il proprio figlio fosse sotto-normopeso e solo il 30% pensava che la quantità di cibo assunta fosse eccessiva. Si capisce quindi come la mancanza di comunicazione possa portare a effetti negativi sulle generazioni future.

Da anni l'organizzazione mondiale della sanità ha lanciato l'allarme: le patologie croniche causate da cattivi stili di vita costituiscono la prima causa di morte al mondo. Circa l'80% di queste morti potrebbe essere prevenuto solo grazie a un corretto stile di vita. Molti sono propensi a pensare che le abitudini di vita siano la cosa più difficile da cambiare in un individuo. Io però ho il mio obiettivo perché sulla base della mia esperienza e conoscenza posso, nel mio piccolo, aiutare le persone a migliorarsi.

Stare attenti a quello che si mangia, prendere delle vitamine e fare un po' di esercizio, in verità non è difficile. Quando si agisce in linea alla nostra fisiologia è facile, coinvolgente e tanto premiante.

Credo che alla base di tutto ci sia una "non conoscenza", è quindi mio compito come farmacista fornire più informazioni possibili che riguardano i corretti stili di vita. Uno stile di vita sano e attivo va sostenuto con una buona nutrizione. Il modo con cui nutri il tuo corpo influisce sul tuo benessere generale. Pensate un attimo: se mangiamo bene ci sentiamo meglio anche se siamo sedentari. E se continuiamo nel tempo a nutrirci meglio, prima o poi viene la voglia di uscire, magari di fare delle passeggiate e chissà anche qualche ora di esercizio fisico. Quindi si capisce come questi due aspetti siano correlati tra di loro.

Il mio obiettivo non è certo quello di fare qui una lezione di scienza dell'alimentazione, ma di fare chiarezza su quali sono i nutrienti necessari per una corretta alimentazione.

Innanzitutto, si definisce "nutriente" qualsiasi sostanza che possa essere utilizzata dall'organismo ai fini dell'accrescimento e del funzionamento delle strutture corporee, compreso il nostro cervello. Al nostro corpo servono: macronutrienti, micronutrienti, fibre e acqua.

I macronutrienti comprendono: glucidi o carboidrati, proteine, lipidi.

I carboidrati sono detti comunemente zuccheri e la loro funzione principale è produrre energia. Dovrebbero rappresentare circa il 40% delle calorie introdotte con un pasto. Nell'organismo si trovano come glucosio di pronto utilizzo nelle cellule nel sangue, e come riserva di glicogeno nei muscoli e nel fegato. I carboidrati provengono dal pane, dalla pasta ma si ritrovano come zuccheri semplici anche nella frutta, prugne, ciliege, uva, mele, ananas, marmellate, ecc.

Le proteine hanno funzione di costruzione muscolare, preparazione e rigenerazione dei tessuti, regolazione enzimatica, funzione immunitaria ed energetica. Sono costituite da unità semplici dette amminoacidi legate tra loro attraverso legami peptidici: possiamo immaginare gli amminoacidi come i mattoni per la costruzione di proteine ed i legami peptidici come il collante che li tiene uniti tra loro. Le proteine sono soggette ad un continuo turnover di demolizione e sintesi, attraverso il quale l'organismo è in grado di rinnovare continuamente le proteine logorate sostituendole con nuovo materiale proteico. Gli aminoacidi coinvolti nella sintesi proteica sono 20 e tra questi 8 sono essenziali: valina, leucina, isoleucina (BCCA), lisina, metionina, treonina, fenilalanina, triptofano, e durante l'accrescimento anche l'arginina e l'istidina diventano essenziali

Le proteine che forniscono tutti gli amminoacidi essenziali sono dette proteine "nobili", al contrario "incomplete".
Gli amminoacidi essenziali non vengono sintetizzati dall'uomo e devono essere necessariamente introdotti con l'alimentazione.

La scelta della fonte proteica deve quindi tenere conto del Valore Biologico (v.b.) che indica la qualità delle proteine in base al maggiore o minore contenuto di amminoacidi essenziali. In particolare, le proteine ad alto valore biologico sono contenute nelle uova, nella carne, nel pesce, nel formaggio e nel latte. Come fonte vegetale la soia è una delle migliori in quanto contiene proteine complete che apportano tutti gli amminoacidi essenziali. Le altre fonti vegetali come frutta in guscio, semi e lenticchie non hanno proteine complete e quindi devono essere associate tra di loro per avere un apporto più proporzionato.

Circa il 30% delle calorie giornaliere dovrebbero derivare da proteine. Specialmente durante l'esercizio fisico il corpo ha bisogno di più proteine per sviluppare e mantenere la muscolatura. Si parla di 1/2gr di proteina per peso corporeo. Con un apporto di proteine insufficiente diventa difficile centrare gli obiettivi, sia essi sportivi o di perdita peso.

I lipidi assolvono importanti funzioni: protezione degli organi interni, produzione di ormoni steroidei, il regolamento delle vitamine liposolubili, funzioni metaboliche ed endocrine complesse – tanto che oggi si parla del tessuto adiposo come un vero e proprio organo.

Il grasso ha poi una funzione di riserva energetica: esso rappresenta infatti la principale fonte di energia. I lipidi sono un elemento importante nell'alimentazione dello sportivo che esegue sforzi a bassa intensità e prolungati nel tempo.

C'è una sostanziale differenza tra grassi buoni e grassi da evitare. Gli acidi grassi insaturi come gli omega-3 e i polinsaturi sono considerati "buoni" e si trovano normalmente in forma liquida presenti in molti vegetali, semi, nella frutta, avocado oppure nel salmone o nello sgombro. Hanno un ruolo protettivo a livello cardiaco, in particolare aiutano a mantenere il colesterolo e i trigliceridi entro livelli accettabili. Essendo fonti concentrate di calorie si consiglia di assumerne fino al 30% delle calorie giornaliere.

Gli acidi grassi saturi sono presenti nei grassi animali come il manzo, l'agnello, il maiale, il pollo, nel tuorlo dell'uovo, nei prodotti caseari come la panna, il latte, il burro e i formaggi e il loro uso deve essere limitato perché se consumati in eccesso sono dannosi per il sistema cardiovascolare. Nel regno vegetale sono presenti nell'olio di cocco, di palma, negli oli vegetali, margarine e quindi anche in prodotti di pasticceria come torte, biscotti, merendine.

I micronutrienti sono invece **le vitamine e minerali** e altre sostanze bioattive che non forniscono calorie ma svolgono numerose funzioni. Alcune partecipano alla composizione dei tessuti, altre invece agiscono da catalizzatori, regolando e accelerando i tempi delle reazioni chimiche che portano alla produzione di energia per tutti i processi vitali dell'organismo, compresa la contrazione muscolare. Quindi si capisce l'importanza di questi nutrienti, e per evitarne un deficit è necessario consumare almeno 4-5 porzioni di frutta e verdura al giorno.

Vorrei spendere qualche parola sulla Vitamina D di cui si parla molto e della quale numerosi studi proclamano l'importanza. La vitamina D è un ormone, l'ormone più potente del corpo umano. Per questo motivo compie una molteplicità di azioni: aumenta le difese immunitarie, aiuta a ottenere il peso ideale, influenza l'assorbimento dei sali minerali, riduce lo stress, e facilita il sonno.

Sicuramente la fonte migliore di vitamina D è il sole, ma questo non è sempre possibile per alcuni di noi: è quindi necessario assumere dall'esterno questa sostanza sotto forma di integratore. Inoltre, dobbiamo sapere che la vitamina D esprime la sua azione in presenza di alcune componenti che si chiamano co-fattori della vitamina D e che sono magnesio, vitamina k2, zinco, boro. Per avvalerci quindi di tutti i benefici della vitamina D abbiamo bisogno di quantità sufficienti anche dei suoi cofattori.

Sia le vitamine che i minerali sono molto importanti specialmente per chi pratica sport. Nel successivo capitolo infatti ne farò una descrizione più dettagliata.

Le fibre hanno anch'esse una notevole importanza nella dieta e in genere non ne mangiamo quanto dovremmo. Sono carboidrati non digeribili che svolgono un ruolo chiave per una normale digestione. Ne esistono solubili e insolubili. A differenza di altri carboidrati complessi, le fibre non vengono scomposte dall'apparato digerente umano e quindi passano non digerite attraverso l'intestino.

Le fibre favoriscono l'evacuazione intestinale aumentando la massa fecale e riducendo il tempo di transito intestinale. Ogni individuo dovrebbe assumere 25 gr di fibre al giorno. Purtroppo, le ricerche dicono che il consumo di fibre giornaliero è meno della metà di quello raccomandato.

Le fibre solubili si sciolgono in acqua e quando entrano in contatto con i liquidi dello stomaco si gonfiamo e aumentano il senso di sazietà. Alcune fibre solubili addirittura rallentano l'assorbimento di zucchero nel sangue e possono contribuire a mantenere i livelli ematici di zucchero (glicemia). Esse sono presenti in broccoli, carote, mele, arance, patate orzo e avena.

Le fibre insolubili non si sciolgono in acqua e vengono assorbite nel tratto inferiore dell'intestino, rendendo le feci più acquose e voluminose. Queste fibre si trovano nelle verdure, crusca, frumento mais, riso, frutta in guscio (noci, mandorle) e nei cereali integrali. Se assumiamo poche fibre dobbiamo cercare di aumentarne gradatamente il consumo e di bere più acqua.

Per aumentare l'apporto di fibre bisogna: cercare di mangiare frutta con buccia invece di bere il succo; consumare diversi tipi di verdura con la buccia in abbondanza sia cotta che cruda; scegliere pane, schiacciate, cereali di natura integrale; usare riso e pasta integrale; aggiungere fagioli a insalate e zuppe; oppure ricorrere a integratori anche se non potranno mai sostituire il consumo regolare di frutta e verdura.

Infine, assumere **acqua** è sicuramente un gesto importante per ottimizzare la propria nutrizione, dato che noi siamo fatti per il 60% di acqua. Percentuale che varia a seconda della composizione corporea del sesso e dell'età. I bambini per esempio hanno un contenuto di acqua maggiore rispetto agli adulti, Così come un uomo rispetto a una donna presenta una più alta percentuale di massa magra e quindi una maggiore quantità di acqua totale.

L'acqua favorisce molte reazioni biochimiche del nostro organismo e peraltro contribuisce al mantenimento di una normale regolazione della temperatura corporea e al mantenimento delle normali funzioni fisiche e cognitive. Non bere può comportare effetti negativi come ad esempio affaticamento, pelle secca e crampi muscolari.

Di conseguenza è consigliato bere circa 2 litri di liquidi al giorno – inclusi quindi succhi di frutta (a basso contenuto in zuccheri) e infusi di erbe. Anche cibi che contengono molta acqua contribuiscono a mantenere l'idratazione. È importante inoltre aumentare il consumo di acqua durante l'esercizio fisico o quando fa caldo per reintegrare i liquidi persi con la sudorazione.

L'esercizio fisico

Fare sport ha molti benefici per l'uomo, non solo sul suo aspetto fisico ma anche in termini di salute. L'uomo è fatto per muoversi: è stato dimostrato da studi scientifici che stare 8 ore seduti equivale alla stessa degenerazione organica di quando si fumano 2 pacchetti di sigarette e si beve alcool.

La notizia positiva è che un'ora di esercizio fisico al giorno può contrastare la vita sedentaria e non solo, cosa ancora più importante, previene le malattie cardiovascolari, che rappresentano la principale causa di morte nel mondo. L'attività fisica fa la differenza su quelli che sono gli stati depressivi. Numerosi studi confermano come anche un minimo impegno abbia effetti positivi e duraturi sul tono dell'umore.

Coloro che si mantengono attivi fino e oltre la soglia della senilità diminuiscono il rischio di demenza senile. In questa fase della vita è consigliato fare esercizio contro resistenza, alternando sessioni di allenamento aerobico con sessioni di forza per stimolare il rimodellamento osseo utile per combattere l'osteoporosi in menopausa. Inoltre, sia per uomini che per donne migliora la massa muscolare che è poi quella che sostiene il nostro corpo e che ci permette di muoverci bene. L'esercizio fisico ha un notevole impatto anche sul nostro cervello. Quando facciamo sport avvengono a livello del nostro organismo tante reazioni che non vediamo ma che vanno a impattare sul nostro cervello in particolare.

Quando pratichiamo attività fisica di vario genere si innescano dei cambiamenti mnemonici sulla materia grigia del nostro cervello che vanno a impattare anche sulle generazioni future, cioè vengono trasmesse a livello genetico ai nostri figli. Inoltre è stato dimostrato che fare attività aerobica prima di un compito mnemonico migliora le prestazioni di memoria. Pensate quindi quanto sia importante l'esercizio fisico anche per i nostri figli, che ogni giorno vanno a scuola e devono mettersi alla prova.

Non dobbiamo dimenticare che l'esercizio fisico è importante nella riduzione del peso corporeo perché aiuta a bruciare calorie, chiaramente abbinato a una corretta nutrizione.
Però se decidiamo di fare sport per perdere peso, magari dopo un periodo di inattività, è necessario tenere presente che bisogna

ricominciare gradatamente, senza buttarsi a capofitto nell'allenamento, magari introducendo solo due sessioni di allenamento settimanali per rispettare i tempi del recupero muscolare, evitando così spiacevoli infortuni.

A questo chiaramente è necessario abbinare un giusto apporto nutrizionale di proteine, anche sotto forma di integratori, in modo da aumentare il senso di sazietà e proteggere la massa magra, costringendo l'organismo a utilizzare il grasso in eccesso. Ma anche una contemporanea riduzione degli zuccheri semplici può essere utile per ridurre glicemia e colesterolo.

Quindi è chiaro che l'attività fisica, abbinata a una nutrizione equilibrata, aiuta il benessere fisico e mentale: il consiglio è quello di fare sport anche per pochi minuti al giorno.

Nutrizione della mente
Recenti studi affermano che la salute mentale deriva anche dal tipo di alimenti che introduciamo nel nostro corpo con la dieta. Il 20% del grasso del nostro cervello è costituito da acidi grassi omega3 e omega6 e una loro assunzione non bilanciata può provocare

problemi nelle funzioni mentali, quali depressione, problemi di concentrazione, di tolleranza allo stress, ecc. Anche il consumo eccessivo di carboidrati e zuccheri raffinati porta a un offuscamento della nostra mente. Nutrirsi quindi non vuol dire fornire sostanze solo al nostro corpo ma anche alla nostra mente.

Dobbiamo però tenere presente che non bastano solo integratori per migliorare la concentrazione e l'apprendimento se poi non nutriamo la nostra mente con la passione e il desiderio di conoscere cose nuove. La società di oggi tende a dare più informazioni sul nutrimento fisico e poca importanza al nutrimento mentale, che invece rappresenta la fonte primaria della nostra salute. L'Organizzazione Mondiale della Sanità ha affermato chiaramente che non c'è salute senza salute mentale.

E se l'energia fisica ci arriva dal cibo che mangiamo, l'energia emotiva ci arriva dal tipo di relazioni che instauriamo, dagli stati d'animo che coltiviamo, dalle persone che frequentiamo. L'energia mentale invece ci arriva dalle convinzioni che maturiamo su noi stessi e sulla vita e soprattutto dalla comunicazione con gli altri, dalle letture e dalla qualità del nostro pensiero e di quello altrui. Agire sulla qualità del nostro pensiero significa nutrirlo di belle idee, di speranza, di ottimismo, di informazione reale e non di dicerie, verificando i fatti in prima persona, scegliendo le letture che ci fanno star bene. E ve lo dico per esperienza personale.

Ma come facciamo per nutrire la nostra mente? Esiste solo un modo: leggere libri, ascoltare video, fare corsi, insomma aprire la mente a nuovi orizzonti, e investire sulla propria crescita personale. Dobbiamo essere sempre aggiornati, studiare, accrescere le nostre conoscenze e rimanere al passo con i tempi, altrimenti tutto dentro di noi si ferma. Ognuno di noi viene da esperienze passate diverse e questo comporta diversi modi di pensare e di vedere la realtà.

A un certo punto della mia vita mi sono trovata ad affrontare la perdita di persone care fra cui mio padre e non da meno mia cognata, madre anche lei di 4 figli e morta giovane per un tumore. In questi momenti difficili e di grande dolore riesci a sopravvivere solo grazie all'amore degli altri e alla tua capacità di reagire al dolore.

Ti senti solo e pensi che tutto capiti a te. Se continui ad alimentare questo pensiero negli anni, sicuramente l'unica via che intraprendi è quella del vittimismo e della depressione. Leggere libri mi ha aiutato a capire che nel mondo esistono tante persone che soffrono e che hanno vissuto esperienze simili alla mia, e anche più gravi. Questo non è certo una consolazione ma sicuramente ti colloca in una posizione in cui tu puoi comprendere e aiutare gli altri.

Mi sono avvicinata recentemente anche a pratiche di meditazione. La nostra mente è come un giardino da innaffiare e curare con dedizione. Se lo curiamo bene questo offrirà fiori freschi per il nostro benessere. Al contrario se trascurato e abbandonato alle intemperie psicologiche, si inaridirà e si coprirà di erbacce. Se riesci a entrare dentro la tua anima attraverso la meditazione puoi capire veramente chi e cosa vuoi diventare in futuro.

E scegliere che tipo di seme alimentare per ottenere i fiori che desideri. Quando ci accorgiamo di esser in uno stato mentale negativo, che ci procura sofferenza, abbiamo la capacità di prenderne coscienza e scegliere se nutrirlo oppure far emergere una situazione più positiva e salutare.

La meditazione ti aiuta a sviluppare queste capacità. Siamo noi che condizioniamo il nostro stato mentale e la meditazione ti aiuta a entrare dentro di te e prendere coscienza di quelli che sono i tuoi pensieri, individuarli ed eliminare quelli che ti privano di energia. Esistono tanti libri e video creati da maestri della meditazione e ognuno di noi può scegliere quello che preferisce per imparare le tecniche di meditazione.

La meditazione mi sta aiutando molto nel mio percorso: ho imparato a essere grata alla vita semplicemente perché ci sono e perché ho l'immenso dono di godere a pieno ogni sua sfumatura. La gratitudine è sicuramente un punto fermo per riuscire a superare le intemperie. Essere grati alla vita e a quello che ti offre ogni giorno ti riempie di energia e ti dà lo stimolo per andare avanti, verso il raggiungimento dei tuoi sogni.

Riepilogo del capitolo 2:

- Segreto n. 1: cercare di raggiungere stili di vita corretti come esercizio fisico e sana nutrizione. Non è poi così difficile se agisci in linea con la tua fisiologia.

- Segreto n. 2: conoscere i principali nutrienti può aiutarti a ritrovare il tuo equilibrio nutrizionale.

- Segreto n. 3: aumentare il consumo di fibre e acqua migliora il funzionamento del nostro apparato intestinale e del nostro apparato immunitario.

- Segreto n. 4: fare esercizio fisico regolare non aiuta solo il fisico ma anche la nostra salute.

- Segreto n. 5: nutrire la mente e lo spirito con il desiderio e la passione del conoscere aiuta a ritrovare i propri sogni.

Capitolo 3:
Come nutrire efficacemente il nostro corpo

Ippocrate nel 400 a.c. diceva: "Fa che il cibo sia la tua medicina e che la medicina sia il tuo cibo". Sembra un paradosso ma l'uomo moderno muore perché mangia troppo. Nei giorni d'oggi il cibo è disponibile e abbondante come non lo era mai stato prima nella storia dell'umanità. In effetti però, stiamo morendo di fame.

E non mi riferisco solo al terzo mondo ma ai paesi ricchi e industrializzati nei quali la popolazione risulta essere carente di molti elementi nutrizionali. L'Organizzazione Mondiale della Sanità dichiara che il 60% della mortalità globale è attribuito a malattie croniche correlate a carenze nutrizionali. La cosa più preoccupante secondo l'OMS è che questo tipo di malattie – come quelle cardiache, l'obesità e il diabete – si presenta in età sempre più giovanile.

Il nostro corpo ha bisogno sia di calorie che di sostanze nutritive e ricerche sulla longevità dimostrano che il nostro organismo funziona meglio con cibi che hanno basso rendimento calorico ma alto valore nutrizionale. Oggi accade esattamente l'opposto: la maggior parte di quello che mangiamo fornisce una grande quantità di calorie e un basso apporto nutrizionale.

La stragrande maggioranza della gente crede che una dieta equilibrata fornisca tutti gli elementi necessari per essere sani e che la migliore cosa da fare sia mangiare un po' di tutto. La verità è che questo sarebbe stato giusto cinquanta o cento anni fa.

Oggi una dieta media non riesce a fornire le minime quantità giornaliere raccomandate di sostanze nutritive, quanto meno le quantità richieste a rigenerare e riparare i tessuti. I prodotti che acquistiamo dal nostro supermercato locale non hanno i nutrienti che avevano la frutta e la verdura pochi decenni fa. La coltura intensiva, l'impoverimento del suolo, l'uso di fertilizzanti industriali, le colture ibride e le modificazioni genetiche hanno ridotto il valore nutritivo della frutta e della verdura.

Dobbiamo mangiare dieci porzioni di spinaci per ottenere la stessa quantità di minerali che si otteneva da una porzione cinquanta anni fa. Anche fare la spesa quindi ha un ruolo importante sulla nostra alimentazione. Saper scegliere il cibo che dovrà andare sulle nostre tavole e soprattutto sapere come cucinarlo diventa di vitale importanza. Spesso alle mie clienti consiglio di stare attente alle etichette: imparare a leggerle per capire gli ingredienti, le calorie e anche se ci sono tracce di alimenti che possono far male, come conservanti o coloranti.

Non so se ci avete fatto caso: se guardiamo l'etichetta di alcune passate di pomodoro vediamo che contengono zuccheri, usati dall'industria alimentare per migliorarne gusto e conservazione.

Questo deve far pensare: molte volte crediamo di mangiare pomodoro passato e invece all'interno ritroviamo anche un carboidrato semplice. Anche l'uso dei cibi surgelati deve essere limitato, primo perché quando si congela un alimento questo perde circa il 20-25% del suo valore nutrizionale e poi perché per conservare gli alimenti, anche congelati, vengono aggiunti dei conservanti.

Quindi dobbiamo sapere che consumare cibi freschi dà sicuramente più vantaggi che congelarli. I nostri cibi devono essere il più possibile vicini al loro stato naturale. Ad esempio, i cibi integrali non elaborati contengono inalterate le sostanze nutritive e sono più affini alla fisiologia del corpo umano. Anche il modo di cucinare i cibi influenza il loro valore nutritivo.

Dobbiamo preferire cotture semplici con pochi condimenti, come la cottura a vapore o alla piastra. Cuocere troppo il cibo porta alla decomposizione e impoverimento dei nutrienti così che noi non assumiamo abbastanza micronutrienti, che sono migliaia di molecole che dovrebbero essere presenti nel nostro cibo.

Tuttavia, i nostri cibi sono molti elaborati, sono artificiali e prima di arrivare sulle nostre tavole – cioè prima che li mangiamo – sono stati manipolati molto, quindi non sono completi e quindi i nostri corpi non hanno tutto ciò che gli serve per svolgere la loro funzione. Se poi aggiungiamo il fatto che la maggior parte delle persone non fa colazione e non rispetta i normali ritmi biologici del nostro corpo, allora sì che tutto diventa complicato.

Questo era quello che facevo io prima di imparare a capire che la colazione è importante come ogni altro pasto. Ho passato un periodo della mia vita in cui tra figli e sport mi sentivo completamente priva di energia, mi sentivo come una macchina che va avanti con poco carburante.

Anche quando mi allenavo non rendevo come volevo e inoltre questa mancanza di energia mi portava spesso a nervosismo e ad abbassamento delle difese immunitarie. Ho capito che il problema era proprio il fatto che la mattina non riuscivo a mangiare come dovevo. Del resto, mangiare al mattino era difficile per me non solo per mancanza di appetito ma anche per mancanza di tempo, riuscivo a prepararmi al massimo un caffè e qualche biscotto.

È stato proprio in quel momento che ho scoperto l'efficacia dei sostituti del pasto prodotti da un'azienda di nutrizione americana. Un'amica me li ha fatti conoscere e per me sono stati una vera manna dal cielo, non solo per la praticità nella preparazione ma anche perché sono veri e propri pasti nutrienti e con poche calorie. I sostituti del pasto infatti sono classificati come alimenti funzionali, cioè alimenti che apportano un beneficio nella salute come parte di una dieta e di uno stile di vita sano e attivo.

E vi assicuro che sono anche molto appetitosi, oltre a contenere tutti i micronutrienti necessari per fare funzionare bene il nostro corpo. Quando parliamo di alimenti funzionali facciamo riferimento anche ai probiotici, cioè a quei prodotti contenenti microrganismi vivi che, se assunti in maniera equilibrata, forniscono benefici alla salute, specialmente se impiegati per riequilibrare la flora intestinale. Fare una colazione equilibrata al mattino, dopo il digiuno notturno, aiuta a mantenere costanti i livelli di glicemia, e quindi a non affaticare il nostro pancreas che ha il compito di regolarizzare la secrezione di insulina.

L'integrazione nutrizionale quindi ha un ruolo fondamentale per la salute di ognuno di noi, integrare risulta a oggi indispensabile per sopperire agli squilibri nutrizionali causati dal nostro cibo ormai impoverito di nutrienti. Insomma, esistono tante azioni che possiamo fare per migliorare la nostra salute e il nostro benessere. Abbiamo parlato di esercizio fisico, nutrizione, mantenimento del peso, corporeo, ripristino delle carenze nutrizionali ma una delle cose più importanti a mio parere è cercare di rispettare il nostro "orologio biologico".

Ogni essere vivente ha al suo interno una sorta di orologio biologico che gli permette di regolare alcuni meccanismi fisiologici in base al ritmo della giornata. Negli ultimi anni in campo nutrizionale è nata la "Crononutrizione", che non è una nuova moda, ma un regime alimentare che tiene conto dell'importanza del momento dell'assunzione dei pasti con il nostro orologio interno. Infatti, il nostro organismo reagisce in maniera diversa all'assunzione del cibo in base al momento della giornata in cui si trova. Quindi non sarà più sufficiente ora sapere "quanto" sto mangiando ma "quando" sto mangiando.

Il nostro sistema ormonale è regolato per ottenere un maggiore rendimento durante le ore mattutine, perché aumentati livelli di cortisolo, dopamina e adrenalina ci danno lo stimolo energetico per assorbire i nutrienti. I livelli di questi ormoni si abbassano durante la giornata e altri ormoni, come la serotonina e la melatonina, prendono gradualmente il loro posto permettendoci di riposare, riparare i tessuti, e assorbire i nutrienti dal cibo consumato.

Quindi consumare una colazione nutriente e ipocalorica al mattino ci permette di assorbire meglio tutti i nutrienti ma soprattutto di regolarizzare l'assunzione di cibo durante la giornata. Coloro che non fanno colazione tendono a mangiare di più alla sera e questo comporta più accumulo di grasso. Infatti alla sera mangiare troppo, quando i livelli di melatonina stanno aumentando, può influire negativamente sulla tolleranza agli zuccheri.

Il nostro corpo per mantenere i livelli di zuccheri entro i limiti desiderati è costretto a rilasciare maggiori quantità di insulina, creando una resistenza a questo ormone e quindi disordini metabolici. Ecco allora che imparare a conoscere il proprio orologio biologico interno può essere di grande aiuto per prevenire obesità e alterazioni metaboliche gravi.

Vorrei farvi riflettere su questa curiosità, all'inizio del secolo scorso Thomas Edison, fece la seguente profezia: "Il medico del futuro non prescriverà farmaci al paziente, ma lo indurrà a interessarsi maggiormente al proprio organismo, alla propria alimentazione e alla causa e alla prevenzione delle malattie".

Sicuramente con le tecnologie di oggi questa profezia si sta avverando. È chiaro che non si tratta di una pratica magica ma si deve agire in molteplici direzioni, cambiare il proprio stile di vita, di alimentazione e dedicare un po' di tempo alla propria salute, ma per chi vuole essere sano, oggi si hanno gli strumenti per esserlo.

Riepilogo del capitolo 3:

- Segreto n.1: aiutarsi con l'integrazione risulta fondamentale perché il cibo è povero di nutrienti.

- Segreto n. 2: dare importanza alla colazione per aiutare il nostro corpo a dare risposte ormonali corrette.

- Segreto n. 3: usare i sostituti del pasto come alimenti funzionali, che hanno la funzione di nutrire bene il nostro corpo e migliorare il nostro stato di salute.

- Segreto n. 4: fare una spesa corretta imparando a leggere le etichette e utilizzando piccole accortezze anche quando si cucina.

- Segreto n. 5: imparare a usare il nostro orologio biologico, che scandisce molto bene gli orari dei pasti e dei momenti di attività e di riposo.

Capitolo 4:
Come coniugare sport e integrazione

Dai miei studi di nutrizione come farmacista, ma anche dalle mie esperienze personali come sportiva, posso dire con certezza che per raggiungere la forma ottimale per affrontare una qualsiasi competizione sportiva è necessario abbinare all'allenamento non solo una buona alimentazione ma anche una buona integrazione nutrizionale.

Lo sport amatoriale è comunque uno sport agonistico che spesso viene sottovalutato, esistono persone che si allenano molto per raggiungere un loro obiettivo ma sottovalutano il fatto che dopo l'allenamento c'è il lavoro, la famiglia e quindi la persona subisce notevoli stress fisici e psichici senza nemmeno rendersene conto.

Per affrontare gare di resistenza come quelle che pratico io è necessario seguire, oltre all'allenamento, un corretto regime alimentare. E l'integrazione risulta necessaria.

Spesso mi trovo a parlare con amici sportivi scettici sull'uso di integratori e la prima obiezione che mi sento fare è: "se tutte le sostanze sono già presenti nei cibi che senso ha ricorrere a capsule e pastiglie?". In realtà la risposta è che non tutte le sostanze presenti nei cibi possono essere utilizzate dall'organismo, cioè non tutte sono biodisponibili. Un esempio classico sono gli spinaci, da sempre conosciuti per il loro alto contenuto in ferro: peccato però che la sua biodisponibilità sia piuttosto bassa.

A tutto ciò si aggiunge il fatto che normalmente i cibi sono preparati e cucinati seguendo procedure che spesso ne alterano il valore nutritivo, si tratti di vitamine, minerali o amminoacidi. Infine, quello che spesso rispondo è che assumere un cibo nella misura necessaria a soddisfare il fabbisogno di una vitamina o ad esempio di un amminoacido, può comportare l'assunzione di una quantità eccessiva di altre sostanze non altrettanto utili, come per esempio un eccesso di grassi che può portare ad aumento di colesterolo nel sangue.

Per non parlare poi dell'energia che l'organismo spende per estrarre le sostanze dai cibi, un dispendio che con l'assunzione di integratori può essere evitato. La stessa energia può essere invece impiegata nello sforzo atletico. Il motivo per cui molti ritengono che l'integratore non sia necessario è che vorrebbero vedere il risultato immediato in termini di performance sportiva. In realtà i risultati che si ottengono sono piuttosto lenti e richiedono tempo e impegno costante, tipico di un vero atleta. I nutrienti agiscono lentamente cambiando le caratteristiche biochimiche delle nostre cellule.

Dovete sapere che le nostre cellule nascono e muoiono continuamente e quindi anche i nostri tessuti si rinnovano, per questo dobbiamo aspettare che i nutrienti agiscano sulle cellule in modo che se ne formino di nuove, più bilanciate e funzionali grazie all'arricchimento nutrizionale. Mediamente, sono necessarie dalle 8 alle 20 settimane perché un programma nutrizionale cominci a funzionare.

Detto questo, vediamo quali sono i nutrienti che più incrementano la produzione di energia. Ve ne elenco alcuni che ho sempre introdotto nella mia dieta durante i miei allenamenti. In generale si parla di carboidrati, proteine, grassi buoni, vitamine, minerali e amminoacidi.

I carboidrati non dovrebbero mai mancare sulla tavola di un atleta, sia amatoriale che professionista. Essi vanno a formare le riserve di glicogeno all'interno di fegato e muscoli. Nel nostro organismo sono presenti circa 500 gr di glicogeno, ma le funzioni possono variare in funzione della muscolatura e dello sport praticato.

Chiaramente più velocemente si riescono ad aumentare e reintegrare queste scorte di glicogeno, più questo ci permetterà di ottimizzare l'allenamento e di proseguire più a lungo la prestazione atletica. Il criterio di scelta del carboidrato da utilizzare va in base al tipo di sport praticato, all'indice glicemico, e alla fase di preparazione. Maggiore è l'indice glicemico maggiore e più rapida sarà la disponibilità di carboidrati a livello ematico, e proprio qui va posta una particolare attenzione.

Una risposta insulinica importante può creare un effetto osmotico a livello gastrointestinale che può causare disturbi durante l'attività: durante il periodo di allenamento si consigliano quindi alimenti con indice glicemico medio basso, ad alto contenuto di fibre, vitamine e minerali. Quindi pasta, pane, cereali integrali, frutta e verdure fresche, legumi freschi o secchi, frutta secca sono tutti buona fonte di carboidrati. Anche succhi di frutta poco zuccherati sono buone fonti di carboidrati, ma hanno un indice glicemico medio alto quindi sono da consumarsi con moderazione e con un timing specifico rispetto all'allenamento.

Prima di un allenamento o di una competizione i carboidrati a differente velocità di assorbimento – come cereali, glucosio, fruttosio e maltodestrine – sono adatti per mantenere l'equilibrio nel rifornimento di energia nel corpo. Nella fase post competizione, per la sintesi di nuovo glicogeno, diventa fondamentale la quantità di assunzione di carboidrati più che la qualità.

La fase di recupero o finestra anabolica, che si apre alla fine di un esercizio fisico intenso, è un periodo nel quale il reintegro dell'energia spesa viene fatto in più momenti: nei primi 20-30 minuti si osserva il ripristino delle scorte di glicogeno in maniera veloce. Nelle successive 3-4 ore, invece, il reintegro avviene ogni ora fino a ripristino totale dei depositi.

Le proteine nello sportivo hanno funzione di costruzione muscolare e riparazione dei tessuti e hanno un ruolo importante soprattutto negli sport intensi e di lunga durata. Abbiamo detto che l'unità strutturale delle proteine sono gli amminoacidi e che ogni proteina è formata da 20 amminoacidi.

Essi dunque sono i componenti strutturali primari del corpo umano. Stimolano i processi metabolici, sono i mattoni necessari per produrre le proteine dei muscoli e di tutti gli altri tessuti, stimolano l'attività ormonale e sono fondamentali per mobilizzare il grasso corporeo.

Quando parliamo di massa muscolare bisogna sapere che essa è composta da proteine e acqua e che, peraltro, se si eliminasse l'acqua del corpo, il 50% di ciò che rimarrebbe sarebbe composto da amminoacidi. Queste sostanze sono necessarie pressoché per ogni processo biochimico che avviene nel corpo umano, dalla produzione di ormoni alle funzioni del sistema nervoso. Inoltre, tutte le reazioni chimiche che consentono la vita sono gestite da centinaia di enzimi differenti, tutti fatti da amminoacidi. In caso di disequilibrio nella presenza di amminoacidi, molte funzioni vitali risultano alterate.

Ottenere una nutrizione ottimale in amminoacidi non è così semplice. Quasi sempre ricorrere alle sole fonti alimentari comporta l'uso di una quantità eccessiva di grassi. Esempio: una bistecca di manzo contiene non solo 28 g di amminoacidi per cento grammi di peso, ma anche 31 g di grasso. La fonte migliore è la proteina dei pesci e dei molluschi.

Le riserve amminoacidiche e vegetali, tranne la soia, sono scarsamente biodisponibili (vale a dire che non tutta la quota di amminoacidi presenti nei vegetali viene assorbita dall'organismo) e le associazioni tra cereali e legumi richiedono un dispendio energetico assurdo per ottenere tutti gli amminoacidi essenziali. Per chi fa sport è fondamentale assumere una razione adeguata di queste sostanze.

Ciò è sicuramente difficoltoso ricorrendo esclusivamente alla dieta, Specialmente se non si vogliono aumentare troppo le calorie o l'assunzione di grassi. Ecco perché ha senso fare uso di integratori di sostanze nutrizionali. La formulazione più logica è quella che contiene tutti e 20 gli amminoacidi nelle giuste proporzioni. Per quanto riguarda l'assorbimento e la digestione, è sempre meglio assumere queste sostanze da una a tre ore dopo un allenamento intenso.

Gli amminoacidi a catena ramificata (BCAA) sono leucina, isoleucina e valina. Circa il 30% della massa muscolare è composta da questi amminoacidi. La carenza di uno solo di questi può provocare una perdita di massa muscolare. I BCAA sono gli amminoacidi più utilizzati durante l'attività fisica e quello più usato dall'organismo è la leucina, perché può essere degradato completamente dal muscolo.

Un atleta ben allenato utilizza molta leucina, quindi man mano che l'esercizio diventa più intenso aumenta la necessità di integrare con questo amminoacido. Per avere la massima disponibilità da parte del muscolo di questi tre amminoacidi è necessario che vengano somministrati anche dei nutrienti sinergici come la biotina, l'acido pantotenico e la vitamina B6.

Vitamine

Le vitamine del gruppo B sono di fondamentale importanza per mantenere in salute il tessuto nervoso e per attivare la conversione degli alimenti in energia. Quando si compie un esercizio fisico l'organismo fa largo uso di queste vitamine. È molto difficile ottenere una buona integrazione di questi nutrienti attraverso la sola dieta, poiché la raffinazione e la preservazione dei cibi le distruggono facilmente.

La vitamina B1, o tiamina è fondamentale per il catabolismo dei carboidrati e la produzione di energia.

La vitamina B2, o riboflavina è necessaria per l'ottenimento di energia dai grassi; è necessaria inoltre per il processo di riparazione dei muscoli.

La vitamina B3, o niacina è importante per la sua azione vasodilatatrice che aumenta il trasporto di ossigeno attraverso l'organismo.

La vitamina B5, o acido pantotenico, è la più importante vitamina per lo sportivo perché è l'antistress per eccellenza, in quanto favorisce il lavoro delle ghiandole surrenali, aumentando la resistenza alla fatica e la tolleranza al freddo.

La vitamina B6, o piridossina, favorisce la conversione in energia del glicogeno immagazzinato nei muscoli e nel fegato.

La vitamina C è la vitamina più conosciuta e anche la più utilizzata. In ambito sportivo ha molte funzioni: supporta le reazioni chimiche con le quali il muscolo utilizza gli acidi grassi come energia, preservando il glicogeno nei muscoli; ha azione antiossidante e aiuta alla produzione e mantenimento del collagene; riduce l'eccessiva produzione di acido lattico durante l'esercizio e quindi minimizza la fatica.

La vitamina E ha una importante azione di protezione e moderata dilatazione del letto vascolare, migliorando quindi l'apporto di sangue nei vari distretti corporei. Ha inoltre un'azione antiossidante del tessuto muscolare e nervoso. E' molto utile quando l'atleta deve lavorare a quote elevate in quanto consente una riduzione delle richieste di ossigeno migliorando in questo modo la resistenza.

Minerali

Il Magnesio è importantissimo per lo sportivo per il rilasciamento muscolare. Una sua carenza provoca stanchezza, crampi, spasmi e tremori. Inoltre, il corretto equilibrio tra calcio e magnesio è fondamentale per il controllo della glicemia. Nel caso il magnesio sia presente in minore quantità rispetto al calcio si hanno crisi ipoglicemiche dell'atleta che compromettono la buona riuscita della prestazione.

Il Fosforo è fondamentale per l'atleta perché è il principale componente dell'ATP (adenosintrifosfato) cioè dell'energia. Senza fosforo il carburante non viene prodotto. E' fondamentale mantenere questo minerale in rapporto ideale con il calcio. Quando il rapporto calcio/fosforo pende a favore di quest'ultimo, viene prodotta troppa energia e l'atleta può andare in "blackout" perchè brucia troppo velocemente

Il Potassio e Sodio sono necessari per l'impulso nervoso e devono sempre essere in equilibrio tra loro, altrimenti possono verificarsi crampi e fatica. L'assunzione di questi minerali è importante ma dobbiamo stare attenti a non assumerne troppi durante l'attività che stiamo facendo. Io consiglio sempre di assumere questi sali minerali nelle ore prima della gara: primo perché ti idrati e poi perché se ne assumi troppi durante la fatica può succedere che i liquidi corporei vengano accumulati troppo nello stomaco, con l'intento di diluire il sale, e il muscolo venga lasciato "a secco".

Il Ferro, come è noto, è importantissimo perché ha il compito di trasportare ossigeno nel sangue; è quindi fondamentale per tutti coloro che svolgono sport di fondo, ad esempio maratoneti, ciclisti. Questi sono predisposti a perdere ferro e quindi una buona integrazione di questo minerale è fondamentale.

Lo Zinco aiuta a rafforzare le difese immunitarie ma soprattutto aumenta la potenza, in quanto prolunga la contrazione muscolare. Inoltre, consente un utilizzo migliore della vitamina A e del gruppo B.

Il Manganese rinforza tendini e legamenti, ma è importante per la sua azione sinergica nell'assorbimento di ferro a livello intestinale.

Il Cromo è definito come un "bruciatore di grassi" perché potenzia l'azione dell'insulina, promuovendo il trasporto degli zuccheri all'interno delle cellule, e aumentando il metabolismo degli acidi grassi. Il cromo è contenuto in molti alimenti come broccoli, lievito di birra, noci, fegato, prugne, rosso d'uovo, asparagi, formaggio, vino.

Ora, si capisce bene che assumere tutti questi nutrienti attraverso la sola alimentazione diventa difficile. Molti sportivi si affidano alla sola alimentazione cercando di combinare alimenti per trovare l'equilibrio più utile per ottenere tutti i nutrienti necessari, prima e dopo la gara o l'allenamento. Ma spesso si rendono conto che non riescono a sopperire a tutte le loro carenze nutrizionali attraverso la sola alimentazione.

Per fortuna io ho tratto tanto giovamento dall'utilizzo dei sostituti del pasto, che durante la preparazione delle mie gare hanno fatto sicuramente la differenza. La mia passione per l'integrazione mi ha permesso di avvicinarmi a una azienda di nutrizione che fornisce un'alimentazione completa per lo sportivo che copre tutte le ore della giornata. Si compone di pasto preallenamento, integrazione durante l'allenamento, idratazione, fino al recupero post allenamento, fornendo tutti i nutrienti che servono all'atleta nella maniera più bilanciata possibile e con poche calorie.

Con la possibilità, poi, di poter personalizzare la nutrizione con integratori in base alle singole esigenze. Grazie a questo innovativo metodo di nutrizione per lo sportivo ho potuto preparare l'anno scorso il mio primo mezzo Ironman di Riccione. Si tratta di un triatlhon con distanze lunghe, metà di Ironman: 1.900 mt di nuoto, seguiti da 90 km di bici, e infine una mezza maratona, quindi 21,097 km di corsa.

Sicuramente in questa preparazione, oltre all'allenamento, la nutrizione equilibrata e costante ha fatto la differenza. Sono riuscita ad arrivare alla gara preparata, ma quello che più mi ha sorpreso non è stato solo arrivare al traguardo ma il recupero nei giorni successivi, nei quali non ho sentito un minimo dolore muscolare, a conferma che nutrirsi nella maniera giusta funziona.

Tutti gli sportivi sanno quanto sia importante il pasto prima della gara: esistono numerosi studi che dicono che il pasto pre-gara può influenzare la prestazione stessa. D'altra parte, sanno anche quanto sia difficile combinare gli alimenti giusti che siano facilmente digeribili e che non influiscano sulla prestazione sportiva. Il pasto prima di una gara deve fornire un'adeguata quantità di carboidrati e garantire una idratazione ottimale.

Esistono in questa linea di nutrizione per lo sportivo dei pasti liquidi che offrono una alternativa ai pasti pre-gara e che provvedono all'apporto di energia e nutrienti per l'atleta. Essi provvedono a fornire un elevato contenuto in carboidrati e contengono abbastanza lipidi e proteine da provocare sazietà. Poiché sono liquidi forniscono anche una sufficiente idratazione. Vengono facilmente digeriti e quindi costituiscono una facile e pratica soluzione. Quelli che utilizzo io sono anche ben dosati in vitamine e minerali e quindi prevengono anche l'ossidazione da radicali liberi, proteggendo il muscolo e le fibre coinvolte nell'esercizio fisico da eventuali infortuni.

Vorrei però chiarire che il pasto pre-gara conta solo se l'atleta mantiene una dieta nutrizionale bilanciata durante tutto l'allenamento. La nutrizione prima dell'esercizio non può correggere deficienze nutrizionali esistenti o un inadeguato apporto di nutrienti avvenuto durante le settimane prima della competizione.

È fondamentale quindi essere costante nell'utilizzo di questa nutrizione per vedere risultati effettivi sulla performance.

Riepilogo del capitolo 4:

- Segreto n. 1: integrare la propria alimentazione per migliorare le proprie prestazioni sportive.

- Segreto n. 2: conoscere quali sono i nutrienti di cui lo sportivo necessita per ottimizzare le proprie attività sportive.

- Segreto n. 3: conoscere come ci si alimenta prima e dopo un allenamento per recuperare meglio ed essere pronti al successivo.

- Segreto n. 4: utilizzare senza pregiudizio i sostituti del pasto prima di un allenamento per facilitare la digestione e l'assimilazione dei nutrienti necessari senza danno all'apparato muscolare.

- Segreto n. 5: essere costanti nell'utilizzo degli integratori perché non esistono pillole magiche che ti aiutano a vincere una gara.

Capitolo 5:

Farmacia 2.0

Pochi mesi fa mi è arrivata la telefonata di mio cugino, laureato in farmacia come me e proprietario di una farmacia storica ormai da generazioni. Insieme abbiamo fatto l'Università e, anche se poi abbiamo preso strade diverse, siamo sempre rimasti in contatto. "Ciao Paola, sono Ferruccio, come stai? Ti vedo sui social, vedo che ti sei dedicata all'integrazione nutrizionale, con tutto lo sport che fai. Vorrei proporti un progetto, ci possiamo incontrare?".

Così è nata la nostra idea di dare un ruolo nuovo alla figura professionale del farmacista: il farmacista 2.0.

Che significa? Significa dare un nuovo valore al ruolo del farmacista, sfruttando le sue competenze, collocandolo nell'era tecnologica. Il farmacista come è stato fino a ora viene dalla evoluzione di quello che è stato il ruolo del farmacista dopo la Seconda guerra mondiale.

Fino agli anni '50 il ruolo del farmacista era quello di preparatore, all'interno del laboratorio della farmacia, del farmaco prescritto dal medico. Non c'erano prodotti preconfezionati, non c'era l'industria farmaceutica, ma c'era solo il medico che prescriveva e il farmacista che eseguiva la preparazione e consigliava il paziente sull'uso del farmaco. Tutta la tecnica farmaceutica che si fa ancora oggi all'Università viene proprio da quegli anni.

Dagli anni '50 in poi, con l'avvento dell'industria farmaceutica e la produzione di antibiotici e poi anche antiinfiammatori, in tutto il mondo, e anche in Italia, il ruolo del farmacista è cambiato. Siamo passati dal farmacista preparatore del prodotto prescritto, allo "sbollinatore" che toglie bollini dalle scatoline dei farmaci per attaccarli sulle famose ricette rosse. Quindi piano piano l'industria farmaceutica ha preso il sopravvento.

Ha creato un sistema di rimborsabilità dei farmaci prescritti, grazie ad accordi presi con i vari governi. In Italia si chiamava "Mutua" e adesso si chiama "Sistema Sanitario Nazionale" suddiviso in distretti territoriali regionali e provinciali.

Il sistema di rimborsabilità si basava e si basa ancora sulla raccolta alla fine del mese delle ricette rosse, con attaccato il bollino del farmaco, che vengono mandate alla Asl di competenza e nel giro di alcuni giorni vengono rimborsate al farmacista per il prodotto che ha dispensato al paziente. In questo atto di vendita e dispensazione del farmaco c'è una "falla" notevole che è quella che ha creato grandi disagi negli ultimi anni alle farmacie.

Il motivo è da ricercarsi nel fatto che non c'è, da parte del Sistema Sanitario, una remunerazione sull'atto del farmacista, cioè sulla sua professionalità, ma solo una remunerazione in percentuale sul prezzo del farmaco. In questo modo la professionalità del farmacista e le sue conoscenze vengono tutte ridotte a un semplice gesto. Negli altri paesi europei come in Germania, ad esempio, c'è una remunerazione anche sull'atto del farmacista, e questo fa la differenza.

Attualmente il problema più grande è anche sull'avvento dei generici (farmaci che contengono lo stesso principio attivo e la stessa biodisponibilità di altri di marca il cui brevetto sia scaduto, e che vengono messi sul mercato con un prezzo più basso).

Se fino a 15 anni fa quando non c'erano i generici la media del valore di rimborso di una ricetta era 30 euro, con i generici adesso in Toscana siamo a 12 euro. Lo stato adesso ha abbassato tutti i prezzi dei generici che ormai la fanno da padroni, quindi i fatturati delle farmacie sono calati notevolmente. Se nel 2005 con 3.500 ricette al mese avevi un rimborso di 120.000 € adesso con 6.000/7.000 ricette al mese hai un rimborso pari a 70.000 €. Quindi si capisce bene che servono più farmacisti per fare 6.000 ricette al mese e il margine di guadagno è sempre più basso.

La farmacia, da questo punto di vista, attualmente risulta essere in crisi in Italia. Alcune regioni hanno politiche diverse sul farmaco quindi hanno rimborsi più alti, come ad esempio nel nord Italia, e quindi hanno probabilmente una percezione minore del problema. Il centro Italia come Toscana, Umbria, Marche invece ne risente di più, ma sicuramente prima o poi tutte andranno nella stessa direzione.

Le farmacie da un po' di anni hanno dovuto spostare l'attenzione su un settore diverso, cioè sul prodotto-servizio, per poter compensare le perdite di fatturato.

Non dobbiamo dimenticare che esiste un altro dato di fatto, che le farmacie aprono in base al quorum di abitanti, quindi se il numero di abitanti in un paese aumenta non è che la tua farmacia aumenta i clienti, ma te ne aprono un'altra accanto. Quindi se non si trovano alternative per sviluppare e migliorare il fatturato, le farmacie muoiono.

Alla luce di questi fatti è chiaro che il ruolo del farmacista va rivalutato per non essere il solito "sbollinatore" al banco. Io e Ferruccio abbiamo deciso quindi di unire le nostre competenze: lui come titolare di farmacia ed esperto in fitoterapia e galenica e io come consulente nutrizionale ed esperta in nutrizione e sport.

Quale secondo noi è la visione nel futuro del farmacista? Sicuramente la figura del farmacista è cambiata così come è cambiato il mondo, tutto si è trasformato negli ultimi 5 anni più che negli ultimi 100. Secondo noi esistono diversi modi per riprendere il ruolo professionale del farmacista e adeguarlo a oggi:

1) Imparare a gestire la farmacia per quanto riguarda il fatturato Asl, perché chiaramente le ricette in ogni caso sono un veicolo per portare le persone in farmacia.

2) Avere obiettivi a lungo termine che riguardano la salute e il benessere delle persone. Limitarsi solo a vendere una volta per fare in modo di aumentare il fatturato è sbagliato. È necessario avere a cuore la salute e il benessere della persona che entra in farmacia. L'uomo intorno a sé ha perso molte delle certezze e sicuramente il farmacista è una certezza ancora presente: tu puoi trovare una farmacia ogni 2/3 km, aperta, nella quale puoi entrare e chiedere un consiglio. Il farmacista rimane a oggi l'unico laureato a disposizione con un negozio aperto. Se ci pensi bene nessun altro lo fa, avvocati, fisioterapisti, nutrizionisti, commercialisti, con loro devi prendere sempre un appuntamento se vuoi una consulenza.

3) Per arrivare a questo obiettivo ci vuole sicuramente una formazione specifica che ormai non abbiamo più perché l'Università purtroppo è rimasta come a 50 anni fa. È rimasta teorica e poco pratica. Molti neolaureati di oggi arrivano in farmacia e hanno difficoltà nel capire cos'è l'IVA, cos'è il costo, cos'è il margine, il ricarico se si parla di dati economici

e di gestione; per non parlare dei continui cambiamenti pratici che avvengono sulle fasce di reddito, sulle fasce dei farmaci, ecc. E soprattutto non hanno una formazione che è immediatamente disponibile a banco. Per questo molti rimangono dei semplici "sbollinatori" che magari possono vendere 10 euro in più a banco ma non hanno ben chiaro l'obiettivo a lungo termine, che è quello di fidelizzare il cliente attraverso la consulenza.

4) La fidelizzazione rimane sicuramente un pilastro importante per il farmacista 2.0. Se sei ben preparato puoi instaurare un rapporto con il cliente a lungo termine e puoi dare consigli validi: il cliente si ricorderà di te e verrà a ricercarti. Le consulenze quindi sono il mezzo con il quale il farmacista può rivalutare il suo ruolo.

Cosa deve fare il farmacista del futuro? Specializzarsi il più possibile in materie che comunque ha studiato all'Università, ma anche aggiornarsi di più su quello che è il mondo dell'informatica. Credo che oggi conoscere il computer e il mondo digitale debba stare alla base di ogni indirizzo universitario.

La Fitoterapia, lo studio delle piante, sicuramente è un settore importante da sviluppare. I pazienti hanno la necessità di usare meno farmaci e di curarsi di più attraverso metodi naturali. Quindi l'utilizzo di integratori naturali, le cui vendite crescono ogni anno in maniera esponenziale, abbinate a corretti stili di vita che lo stesso farmacista può consigliare, sicuramente possono aiutare il paziente a ritrovare il proprio benessere. Di conseguenza se hai un laboratorio è fondamentale creare prodotti con il tuo marchio.

Il farmacista preparatore è sempre responsabile del prodotto allestito in farmacia e quindi deve essere in grado di saper ricostruire la "storia" di ogni preparazione effettuata, dalla materia prima impiegata, alla loro permanenza e conservazione in farmacia, alle metodiche di preparazione e confezionamento, fino alla corretta etichettatura prodotti. Quindi tutto questo garantisce al paziente/cliente l'effettiva azione e validità del prodotto. Ma soprattutto l'unicità del prodotto fatto da quel farmacista.

L'altro settore di specializzazione è sicuramente **la nutrizione**, che noi all'università abbiamo studiato come scienza dell'alimentazione, fisiologia, e biochimica – cioè tutti i meccanismi metabolici che partono dall'ingestione del cibo fino a tutto ciò che accade nel nostro corpo, che poi bene o male è lo stesso che avviene quando assumiamo un farmaco. Questa specializzazione è importante perché non c'è benessere e salute se alla base non c'è uno stile di vita corretto. Lo diceva anche Ippocrate nel 400 a.C.: "se fossimo in grado di fornire la giusta dose di nutrimento ed esercizio fisico, né in difetto né in eccesso, avremmo trovato la strada per la salute".

Il farmacista del futuro non deve fare l'errore di consigliare solo la cura del il sintomo, è proprio qui che deve fare la differenza. La medicina fino a oggi si è sviluppata per curare il sintomo senza preoccuparsi della causa. In realtà il farmacista ha le basi per fornire le giuste consulenze per migliorare il benessere di ogni persona ed è proprio in questa direzione che la sua professionalità deve andare.

Diventare un bravo farmacista 2.0 significa anche saper comunicare. È inutile essere specializzati se non sei capace di comunicare le tue conoscenze. Il farmacista 2.0 deve avere competenze anche nel marketing, sia offline sia online. Cioè deve saper comunicare il proprio prodotto o la propria consulenza.

È proprio in questo che io e Ferruccio vogliamo fare la differenza. Stiamo creando un sistema con il quale le nostre competenze verranno comunicate attraverso le diverse piattaforme social a più persone possibili. E attraverso un sistema di marketing automation ogni persona che interagisce con noi verrà guidata, informata e assistita personalmente. Questo ci sta già portando a dei risultati.

Grazie a questi nuovi sistemi di marketing possiamo interagire con più persone possibili e fornire loro tutte le nostre conoscenze, in qualsiasi parte del mondo esse si trovino.

Riepilogo del capitolo 5:

- Segreto n. 1: sfruttare le competenze passate del farmacista preparatore per rivalutare il ruolo attuale del farmacista "sbollinatore".

- Segreto n. 2: il farmacista dovrebbe sviluppare conoscenze sulla gestione economica e finanziaria.

- Segreto n.3: il farmacista del futuro dovrebbe avere competenze in fitoterapia perché l'uomo ricerca sempre di più la cura con la medicina naturale.

- Segreto n. 4: il farmacista 2.0 dovrebbe avere competenze in nutrizione e integrazione per assistere il cliente nella prevenzione.

- Segreto n. 5: conoscere il marketing online e offline per comunicare a tutti le proprie conoscenze e informare le persone.

Conclusione

Siamo arrivati nel 21° secolo con molte conoscenze su medicina e alimentazione, e siamo arrivati a comprendere tanto della biologia del nostro corpo e dei processi biochimici delle sostanze nutritive e di altri elementi che ingeriamo.

Il modello di riferimento per la salute dell'uomo fino a oggi è stato quello che incentiva i medici a curare i sintomi della malattia invece che prevenirli. Ogni paziente o consumatore è propenso a pensare che esista una "pillola magica" per risolvere tutti i disturbi.

Sta venendo fuori una nuova prospettiva per la sanità, cioè la prevenzione attraverso l'assistenza sanitaria integrativa: innanzitutto prevenire e poi se necessario curare la patologia. Stiamo rivalutando l'importanza della alimentazione, intesa come tutto ciò che introduciamo regolarmente nel nostro corpo, che può avere effetti duraturi sulla nostra salute e sul nostro benessere.

Sicuramente gli integratori rimangono uno strumento essenziale per la prevenzione nella salute. Nonostante la continua comunicazione sul beneficio delle vitamine e degli integratori (vedi vitamina K, D, CoQ10, antiossidanti, multivitaminici), molte persone rimangono scettiche sull'uso dell'integratore e fanno domande sulla loro sicurezza. Una delle domande che più frequentemente mi viene posta è sulla sicurezza riguardo l'assunzione di vitamine e di altri micronutrienti, inclusi minerali e amminoacidi. Credo sia il momento di chiarire.

Molto spesso identifichiamo le vitamine come farmaci e pensiamo che il loro utilizzo quotidiano possa gravare su fegato o reni: gli integratori non sono farmaci e non esistono dosi che possano essere tossiche, come invece accade con i farmaci. Mi sembra assurdo il fatto che molte persone non si peritino ad assumere farmaci anche per un semplice mal di testa e invece abbiano paura degli effetti collaterali delle vitamine.

Tutto ciò deriva dal fatto che molte persone identificano l'integratore come un farmaco. A livello epatico e renale sicuramente un farmaco ha effetti tossici, perché è comunque un composto chimico che non appartiene al nostro corpo e che una volta assunto deve essere eliminato dal nostro organismo attraverso reni e fegato.

Il motivo per cui c'è ancora tanto scetticismo sull'uso degli integratori come prevenzione è legato principalmente a un fatto: è più facile trattare e quindi dimostrare che c'è stato un miglioramento di uno stato negativo, piuttosto che dimostrare uno stato preventivo che accadrà.

Vi assicuro però che riuscire ad alimentarsi bene e sopperire ad alcune carenze nutrizionali può risolvere molte patologie croniche, come mal di testa, dolori, sovrappeso, cattiva digestione, stipsi, insonnia, malumore, depressione, colesterolo, glicemia, ecc
Le mie consulenze si basano sul valutare la persona in base a una scheda di anamnesi, che viene compilata attraverso delle domande al paziente.

Viene fatta una misurazione impedenziometrica, che si basa sul rivelare, attraverso degli elettrodi, il rapporto tra massa magra e massa grassa, idratazione, grasso viscerale, massa ossea, metabolismo basale ed età metabolica. Tutti parametri ai quali fare riferimento per valutare la categoria di integrazione della persona, e quindi il tipo di integratore da utilizzare, il tipo di attività da fare oppure ancora, se già fa sport, che tipo di alimentazione abbinare. In questo modo la persona viene seguita nel suo percorso fino a che non riesce a migliorare il proprio stile di vita.

Mi piacerebbe entrare in contatto con persone che hanno la mia stessa visione di vita e che hanno la voglia e il desiderio reale di cambiare le proprie abitudini di vita, allo scopo di migliorare la propria forma fisica e soprattutto la propria salute. Sarei felice di poterle aiutare e di poter condividere con loro la mia esperienza.

Potete trovarmi su Facebook al link https://www.facebook.com/paola.bettazzi.9 e su Instagram https://www.instagram.com/paolabettazzi.it/. Oppure potete contattami via mail: informa@paolabettazzi.it